AF602972

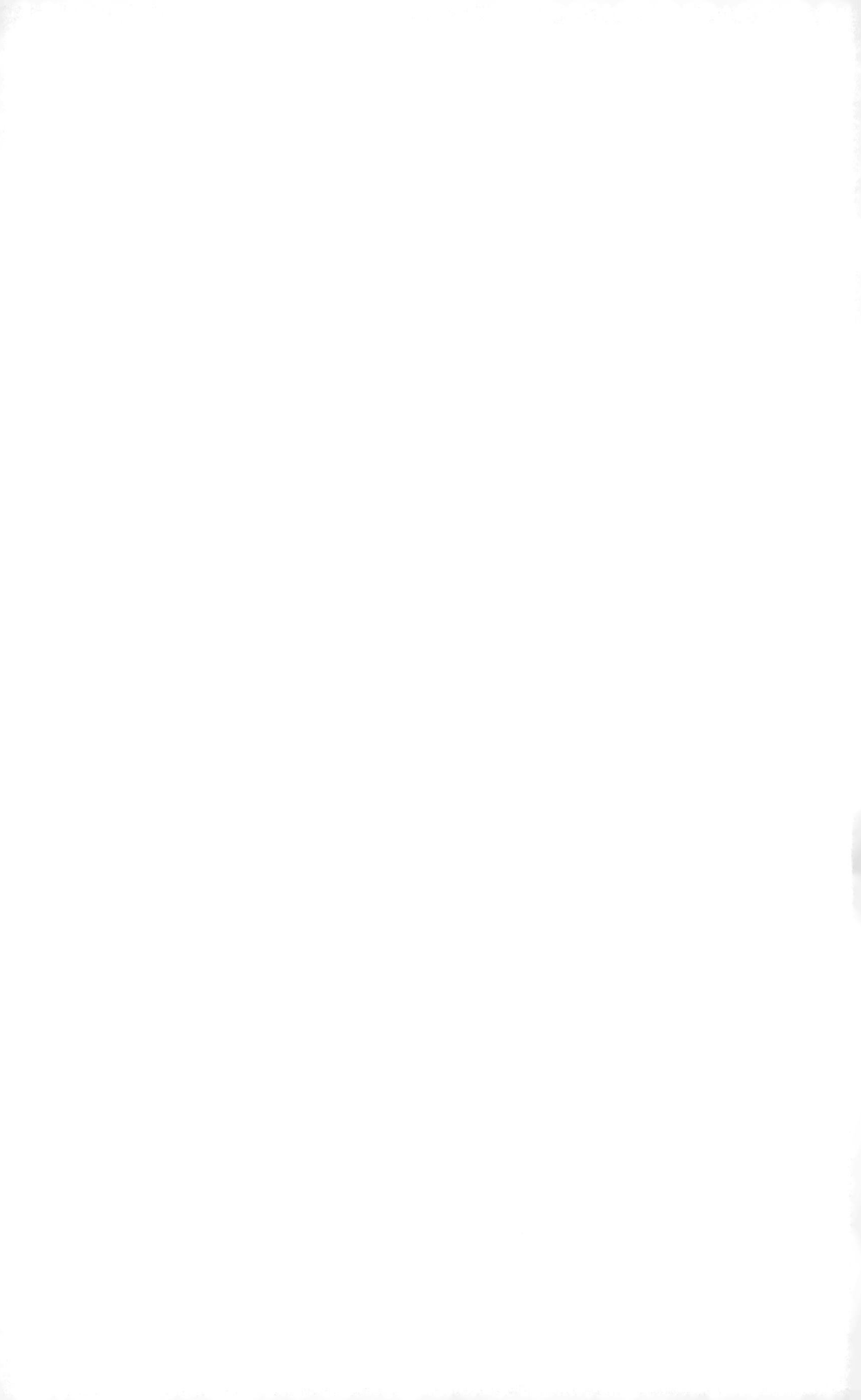

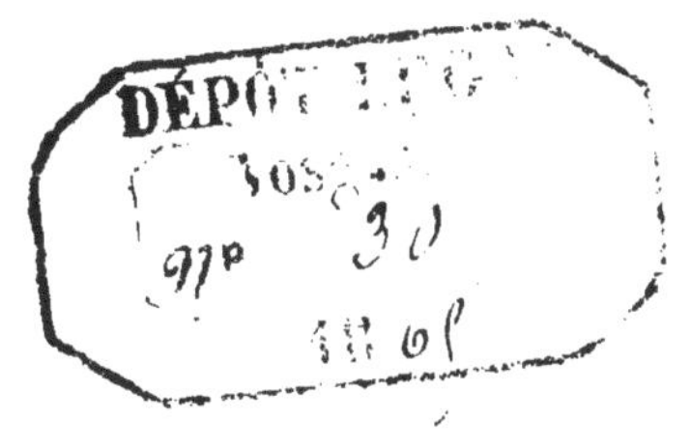

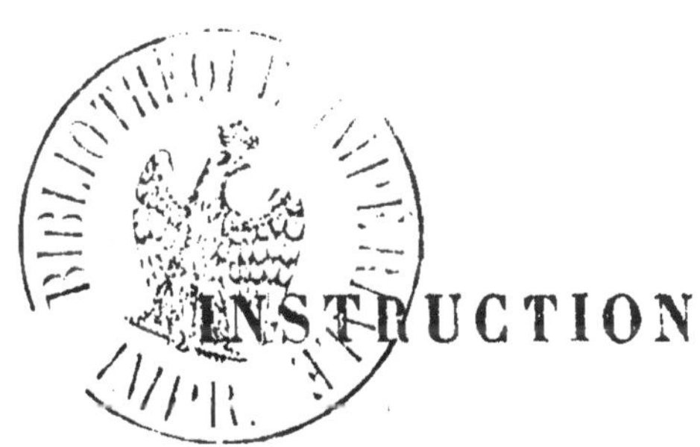

INSTRUCTION

SUR LA RAGE

Remiremont. — Imprimerie Mougin.

INSTRUCTION

SUR LA RAGE

PAR

A. MANSUY

Vétérinaire, Membre du Conseil d'Hygiène et de Salubrité de l'arrondissement de Remiremont, et de la Société d'Emulation des Vosges.

REMIREMONT

Mme LEDUC, LIBRAIRE

1865

INSTRUCTION

SUR LA RAGE

Il y a tout-à-l'heure deux ans qu'un de nos anciens maîtres, dont le nom fait autorité dans les sciences médicales et vétérinaires, M. H. Bouley, terminait un rapport en ces termes :

« Nous voudrions, Messieurs, disait-il à ses collègues de l'Académie de médecine, que la question de la rage soit une question toujours pendante devant vous ;

« Qu'une commission permanente fût nommée, chargée de recueillir, et à laquelle seraient renvoyés tous les documents qui ont trait à cette trop redoutable maladie ;

« Que, par les soins de cette commission, une instruction fût rédigée, au moins annuellement, aussi courte, aussi succincte et cependant aussi complète que possible, dans laquelle on dirait, on répéterait au public tout ce qu'il doit savoir pour bien connaître la rage canine.

« Cette instruction devrait recevoir la plus grande publicité possible, par la voie des journaux, des almanachs, des différentes publications qui se proposent la propagation des connaissances utiles à tous.

« Elle devrait être affichée partout et dans toutes les saisons ; il faudrait enfin que le son de cette cloche d'alarme se fît entendre souvent, très-souvent, afin que les esprits fussent tenus en éveil et conséquemment en garde. »

Dans l'ignorance où nous nous trouvons de savoir si ce que demande le savant professeur d'Alfort lui a été accordé, mais certain, du reste, que nous sommes, que l'instruction qu'il réclame avec tant d'instance et qu'il voudrait voir affichée partout et toujours ferait le plus grand bien et serait le moyen le plus propre à faire diminuer le chiffre des accidents rabiques, nous nous sommes imposé la tâche d'écrire dans le sens qu'indique M. H. Bouley.

Nous n'avons pas certainement la prétention d'offrir au lecteur un travail académique, nos faibles moyens ne nous le permettent pas, nous avons seulement le désir de faire passer dans son esprit les connaissances que nous possédons sur la plus terrible des maladies dont l'homme et les animaux peuvent être atteints.

La nature, le siége, les causes, le traitement de la rage sont inconnus. On ne connaît de cette effrayante maladie que deux choses : ses affreux symptômes et la malheureuse propriété qu'elle a de se transmettre par inoculation.

En dehors des manifestations extérieures de l'affection rabique, de sa virulence, on ignore tout ; tout est obscurité ; tout est ténèbres. « Ce n'est pas que, dans les auteurs, les chapitres des causes soient vides ; ce n'est pas qu'ils se soient abstenus de remplir très abondamment les pages aux endroits où ils traitent de la nature de la maladie et de son siége ; mais la science moderne ne saurait se satisfaire de tout ce qui pouvait paraître suffisant à d'autres époques. Aujourd'hui, en toutes choses, il faut des démonstrations rigoureuses et nous voulons qu'on se taise quand on ignore. Mieux vaut, en effet, le silence et le vide que tout ce faux remplissage de conceptions imaginaires dont les livres de la médecine se trouvaient autrefois trop souvent chargés. »

Quelque faibles cependant que soient les données qu'on a sur la rage, elles ont une grande valeur. Assurément, si tout le monde était pénétré de ce fait que la rage entraîne fatalement la mort au milieu d'horribles douleurs ; qu'elle peut se reconnaître au début, alors qu'elle n'est pas encore à redouter, chez l'animal qui la communique ; qu'on peut s'en préserver en prenant de simples précautions ; si tout le monde, disons-nous, avait conscience du danger et des moyens de l'éviter, les accidents que, trop souvent, on a à déplorer, disparaîtraient : l'instinct de la conservation suffirait seul pour cela.

Origine. — Les personnes qui s'occupent de médecine sont d'accord sur ce point que l'homme gagne la rage des animaux appartenant au genre chien et chat. Elles admettent, généralement, que la rage n'est jamais spontanée dans l'espèce humaine, qu'elle est toujours le résultat d'une inoculation.

Chez le chien, le loup, le renard, le chat, au contraire, cette affection peut se déclarer d'emblée; mais la plupart du temps, elle est communiquée, elle est le fait d'une ou de plusieurs morsures.

Cependant, parmi ces animaux il en est qui sont plus redoutables les uns que les autres. A beaucoup de points de vue le chat, par exemple, est bien moins à craindre que le chien. Non-seulement le premier devient rarement enragé, mais quand il l'est, le plus souvent il s'échappe de la maison qu'il habite et va mourir dans quelque recoin obscur sans avoir fait le moindre mal. Il ne cause d'accidents que quand il ne jouit pas de toute sa liberté, qu'il est complètement sédentaire ou que, dans la retraite qu'il s'est choisie, il trouve un être sur lequel il assouvit son besoin de griffer et de mordre.

Le renard contracte plus rarement encore la rage que le chat.

Le loup est, de tous les animaux susceptibles de devenir enragés, celui dont la morsure est le plus à redouter. Un médecin sanitaire en Turquie cite l'histoire de 47 personnes mordues par un seul loup enragé, sur lesquelles 45 succombèrent. A quoi cet effrayant résultat peut-il être rapporté? Est-ce au degré de virulence de la bave de l'animal? Est-ce parce que cet animal a l'habitude d'attaquer ses victimes dans des endroits dénudés, au visage, aux mains? On ne peut se prononcer. Quoiqu'il en soit, d'ailleurs l'espèce du loup est moins à craindre encore que l'espèce canine, parce que la population de l'une est bien moins élevée que celle de l'autre.

A tout prendre, le chien est, de tous les animaux que nous venons de citer, celui contre lequel l'homme doit le plus se mettre en garde.

Les herbivores, eux aussi, peuvent contracter la rage à la suite de morsures; mais on ne possède pas de preuves certaines qu'ils aient jamais été un élément de plus à la propagation de cette maladie; les moyens d'attaque dont ils disposent les empêchent d'inoculer le virus rabique à la manière du chien. L'espèce humaine n'a donc à redouter d'eux que des contusions plus ou moins graves faites par leurs sabots ou leurs cornes frontales. La rage des herbivores peut cependant se transmettre, disons-le en passant; mais elle n'a pu l'être jusqu'alors qu'en se servant de la lancette, et encore n'a-t-on pas toujours réussi parce que le virus rabique en passant par l'organisme du cheval, du bœuf, du mouton, etc., se modifie, s'atténue, perd de son activité.

Nombre de victimes faites annuellement par la rage dans l'espèce humaine. — A voir la grande quantité de chiens qui existent en France, malgré l'impôt qui pèse sur chaque tête, on pourrait supposer que les cas de rage sont très-nombreux. D'après les documents qu'on possède, on se convainc que si les dangers que l'homme court sont grands, ils le sont cependant moins qu'on ne serait porté à le croire tout d'abord. Il est vrai qu'une statistique générale et sérieuse n'a jamais été dressée ; mais si on s'en rapporte à ce qui est fait dans le département de la Seine, on se rassure, car on ne constate que deux mortalités et une fraction en moyenne par année. Si l'on part de ce chiffre pour établir la mortalité pour toute la France, prenant en considération que Paris est, de toutes les villes, celle où la population canine est le plus concentrée, on arrive à trouver que, annuellement, il meurt 24 à 25 personnes de la rage; une personne pour un million d'habitants environ. Ces chiffres concordent d'ailleurs avec ceux qu'a trouvés le comité d'hygiène de Paris, en relevant la statistique fournie par un certain nombre de départements.

Il est regrettable qu'on ne puisse établir une relation entre le nombre des victimes de la rage chez l'homme et celui des animaux enragés. Espérons qu'un jour des statistiques seront dressées pour éclairer cette question qui offre un certain intérêt.

Proportion entre les personnes atteintes de la rage et celles qui sont mordues par des animaux enragés. — Il est difficile, ici comme ailleurs, de se prononcer catégoriquement ; les avis sont partagés ; les données qu'on possède laissent encore à désirer. Pourtant, il est malheureusement admis que la morsure faite à l'homme par le chien atteint de l'affection rabique est suivie d'inoculation dans la moitié des cas, quoique beaucoup de circonstances annulent l'action du virus.

Le sexe peut-il être considéré comme cause prédisposante à la manifestation de la rage? — Il est un fait sur lequel tout le monde est d'accord, c'est que la rage s'observe beaucoup plus souvent sur les mâles que sur les femelles. Les statistiques le prouvent sans réplique. Pour notre compte, nous possédons l'histoire de douze animaux de l'espèce canine, abattus pour cause de rage ; dans les douze, il y a dix chiens et deux chiennes. Mais ce fait démontre-t-il que la *masculinité* prédispose à la maladie? non. Qu'il y ait plus d'hommes mordus que de femmes, cela n'est pas étonnant; l'homme, par ses occupations, est plus souvent exposé aux morsures de l'animal enragé que la femme! Qu'on voie un plus grand nombre de chiens enragés que de chiennes, rien là-dedans ne doit surprendre; l'espèce canine possède plus de mâles que de femelles!

Néanmoins, il faut tenir compte de l'observation et attendre, avant d'asseoir un jugement définitif sur la question, une démonstration plus rigoureuse que celle qu'on serait tenté d'adopter.

Influence des températures extrêmes sur le dévelopement de la rage. — De tout temps, les esprits ont été disposés à prêter aux grandes chaleurs surtout, un rôle considérable dans la production de la rage. La croyance qu'ont encore beaucoup de personnes que la rage ne se déclare, ne se développe, n'apparaît que pendant l'été, constitue un préjugé très-regrettable et très-dangereux auquel on doit rapporter beaucoup d'accidents.

Les statistiques des écoles d'Alfort et de Lyon démontrent que c'est dans la saison pluvieuse que les cas de rage sont le plus communs. Une série de dix mois d'avril donne 25 cas, tandis qu'une série de dix mois de juillet n'en donne que 13. Nous pensons que ces chiffres sont concluants.

Mais ici encore, il ne faut pas se faire illusion : « la race canine est menaçante dans toutes les saisons ; on doit toujours se tenir en garde contre son apparition possible et ne pas réserver les mesures de prudence exclusivement pour celles où la température est le plus élevée. »

Durée de l'incubation. — A l'égard du temps que l'affection rabique met à faire explosion, il règne encore des préjugés fortement enracinés dans les esprits, préjugés qui font qu'une foule d'accidents doivent leur être rapportés. Le nombre impair, le chiffre cabalistique 9, représente pour beaucoup de personnes le nombre de jours que la rage met à se déclarer chez un sujet mordu par un chien enragé. *Les neuf jours sont passés*, entend-on journellement, *il n'y a plus de danger à courir*. Hélas !!! combien d'individus n'ont-ils pas été victimes de cette fausse opinion !

Il en est de la rage comme de toutes les autres affections ; le temps qu'elle met à se déclarer, depuis le jour où l'économie animale en a reçu le germe, varie suivant une foule de circonstances qu'il est souvent difficile d'apprécier. C'est ainsi qu'on voit, par exemple, la rage se déclarer après cinq jours d'inoculation chez les uns, tandis que chez d'autres, elle met des mois à apparaître. Chez l'homme, comme chez les animaux, on observe ces extrêmes variations dans la durée d'incubation de la rage.

Cependant, il ne faut plus croire, à notre époque, à ces histoires dont on a rempli des volumes et qui ne sont propres qu'à jeter le désespoir dans les familles ; il ne faut plus admettre de nos jours que la maladie dont nous nous occupons, met, à se développer, des années entières et multiples. Non ; les faits prouvent que c'est vers le quarantième jour de l'inoculation que, le plus souvent, l'affection se développe.

M. le docteur Tardieu, membre du comité d'hygiène de Paris, dit que dans les cinq sixièmes des cas, l'incubation de la rage ne dépasse pas trois mois. Au bout de ce temps les chances de manifestation des accidents rabiques vont s'amoindrissant.

Diagnostic de la rage. — Nous l'avons dit en commençant notre travail, c'est de la connaissance parfaite des symptômes de la rage que dépend la sécurité de l'homme vis-à-vis de la plus terrible des maladies. En d'autres termes, le meilleur préservatif de la rage est l'idée répandue que cette affection revêt tels et tels caractères.

Ces caractères, du moins à une certaine période de leurs développements, sont loin d'être ceux qu'on pense généralement. Un préjugé, il y en a tant! veut que la rage se traduise à l'extérieur par le besoin de mordre. Rien n'est moins vrai que cette croyance ; aussi faut-il la rendre responsable des conséquences malheureuses qu'elle entraîne. Oui, le chien enragé ne l'est réellement, pour beaucoup, que quand il mord. Tout chien qui mord est atteint de la rage, pour le vulgaire. De là, des sacrifices regrettables dans certains cas, et dans d'autres, une indifférence, un *statu quo* préjudiciable à la santé publique.

Le chien qui sent les premières atteintes du mal auquel il doit succomber, au lieu de faire usage de ses dents, est plus affectueux, au contraire, qu'il ne l'était ; il fait plus de caresses que d'habitude ; il se plaît à lécher la main qui le flatte ou qui lui donne à manger ; il regarde souvent son maître et avec beaucoup de tendresse. Puis quand il a exprimé à sa façon les sentiments qu'il éprouve, il regagne sa niche, son tapis, son panier ou le dessous du lit, un coin obscur de la chambre et là il dort d'un sommeil agité, crispé sur lui-même, la tête profondément cachée entre sa poitrine et ses pattes de devant.

Déjà, quand on observe ces symptômes, le chien est un peu triste ; il a perdu un peu de son appétit.

L'agitation, l'inquiétude qui caractérisent le début de l'affectation vont bientôt grandissant avec le mal dont ils sont la première expression. La place que le chien avait choisie pour se reposer ne lui plaît bientôt plus ; la pose qu'il a prise il la quitte pour en prendre une autre ; il se lève, se couche, se tourne, se retourne, s'agite sans cesse, va, vient, obéit encore quand on l'appelle, mais sa démarche est lente, il hésite d'avancer, et jette en se mouvant des regards étranges sur les personnes qui l'entourent et qu'il aime.

A cette période de la maladie, il n'y a encore rien à craindre du chien qui en est affecté ; il reste le fidèle compagnon de son maître et ne cède à l'envie qu'il a déjà de mordre que quand celui-ci lui inflige une correction pour le faire obéir plus vite à sa voix. Mais dans la plupart des cas le chien respecte ceux qu'il affectionne. Alors même que le *délire rabique*, comme un auteur anglais l'appelle, existe, que le chien a de vraies hallucinations, qu'il veut attraper en l'air une mouche qui ne vole pas, qu'il va se jeter en hurlant contre la boiserie derrière laquelle il croit entendre un bruit menaçant, il reste attentif et soumis à l'appel de son maître, il vient en rampant se coucher à ses pieds pour se relancer bientôt à la poursuite de fantômes qui n'existent que dans son imagination.

L'attachement que cet animal a pour la famille au milieu de laquelle il vit, l'instinct qu'il a d'épargner ceux qui lui ont fait du bien lui font toujours trouver une issue pour aller dehors satisfaire les besoins impérieux qu'il a d'attaquer et de mordre. Déjà avant de s'échapper, et comme pour prévenir ceux qui l'entourent du danger qu'ils courent, il a mis en lambeaux la couverture sur laquelle il se reposait, il a déchiré des pantouffes, des rideaux, des tapis : il s'est jeté sur des morceaux de bois, de verre, sur des pierres ; il a dégluté de la paille, du foin, de la terre, etc. C'est en suite de ces déglutitions de corps étrangers que quelquefois on remarque chez le chien un symptôme auquel il convient d'attacher une grande importance : le vomissement avec ou sans traces de sang.

Longtemps on a cru et on croit encore aujourd'hui fermement que le chien enragé ne peut avaler ; nous venons de donner la preuve du contraire, et puisque le moment est venu de le dire, ajoutons que, contrairement aux croyances vulgaires, il peut boire aussi bien que manger ; il n'a pas du tout horreur de l'eau, comme le mot *hydrophobie*, nom donné à la rage, pourrait le faire supposer. Il boit même beaucoup dans la première période de la maladie, et plus tard, alors que la déglutition est gênée, il plonge encore la tête dans la rivière, dans la fontaine, dans le baquet d'eau qui s'offrent à lui, pour saisir le liquide et pouvoir l'avaler plus facilement.

Une idée qui a aussi un grand crédit, c'est celle qui fait penser que la gueule du chien enragé est inondée d'une bave écumeuse ; le contraire a souvent lieu. Assez ordinairement la gueule est tellement sèche que le chien en est incommodé et qu'avec ses pattes de derrière il voudrait faire disparaître le sentiment de douleur qu'il ressent. On dirait à le voir qu'il a quelque chose dans la gorge qui le gêne, un os, et qu'il voudrait l'enlever. Beaucoup d'accidents viennent des imprudences que l'on commet en exécutant des manœuvres propres à extraire cet os imaginaire et qui n'aboutissent qu'à une écoriation des doigts ou à une morsure.

Le symptôme le plus caractéristique de la rage est sans contredit l'aboiement. La voix du chien enragé est tellement modifiée, son timbre est si changé, qu'il suffit de l'avoir entendu une fois ou deux, et d'en connaître la signification, pour s'en rappeler toujours et se tenir en garde contre tout animal de la gorge duquel sortiraient ces sons rauques, cassés, particuliers. On ne peut exprimer par des paroles ce que c'est que le hurlement rabique, il faut l'entendre pour s'en faire une idée.

Une autre particularité de la rage, c'est que l'animal est muet sous la douleur. Quelle que soit la souffrance qu'il endure, il la supporte sans se plaindre ; il mord la barre de fer rougie qu'on lui présente sans pousser un cri ; il se fait même à lui-même de profondes blessures et ne laisse pas entendre le moindre gémissement ; les coups de cravache, de fouet, ne lui arrachent pas une plainte.

Il est encore une particularité de l'état rabique à laquelle on doit attacher une extrême importance au point de vue du diagnostic, c'est l'impression qu'exerce, sur un chien affecté de la rage, la vue d'un animal de son espèce. Cette impression est telle que les gens du métier la regardent, à juste titre, comme un réactif à l'aide duquel on peut décéler la rage encore latente dans l'animal qui la couve. La vue d'un chien suffit, dans presque tous les cas, pour amener un accès de rage chez celui qui est sous le coup de cette maladie, tel est le fait qu'on observe journellement dans la pratique. Aussi peut-on en déduire cette conséquence que chez les chiens d'appartement, chez ceux qu'on tient à l'attache dans des cours fermées, chez ceux enfin qui n'ont pas de rapports avec leurs semblables, la rage est bien plus longtemps à se confirmer que chez ceux qui sont dans des conditions opposées. Tous les jours, dans les villes où existent des hôpitaux vétérinaires, on voit des animaux qui, depuis plusieurs jours ne semblaient qu'un peu indisposés, un peu malades, se jeter sans nulle provocation sur des chiens qui s'offrent à leur vue dans le trajet qu'ils font de chez leur maître à l'infirmerie. Et, nous le verrons plus loin, ceci n'est pas particulier aux animaux de l'espèce canine ; un irrésistible besoin d'attaquer le chien se remarque chez les êtres les plus peureux, les moins agressifs, la chèvre, le mouton, par exemple.

Cependant, hâtons-nous de le dire, il ne serait pas vrai d'avancer que le chien seul a le privilége d'exciter les accès rabiques chez les animaux enragés. L'expérience a prouvé qu'un chien a été dédaigné et épargné par un cheval auquel on avait inoculé le virus du mouton et que c'est sur un animal de l'espèce ovine qu'il a assouvi sa rage.

Sans qu'il soit permis de formuler un principe général, c'est-à-dire d'établir que l'animal enragé choisit pour victime l'animal de qui il tient la maladie, on peut néanmoins supposer qu'il en est ainsi. Il est d'ailleurs un fait d'observation journalière, et qui semble démontrer la vérité de ce que nous avançons : chaque fois qu'un chien enragé a en sa présence l'homme et le chien, l'homme est toujours épargné tandis que le chien est toujours mordu. Nous pourrions citer à l'appui de notre manière de penser, de nombreux faits qui prouvent que le chien enragé passe près de l'homme, le frôle, glisse même entre ses jambes, le renverse sans le mordre, quand il aperçoit un animal de son espèce à une plus ou ou moins grande distance.

Tout ce que nous venons de dire des symptômes de la rage ne peut se rapporter qu'à la première période de cette affection ; à peine si quelques-uns, les derniers, caractérisent la période d'état. Il y a loin entre ces symptômes et ceux qu'on observe quand la rage est confirmée, dans la période qu'on peut appeler véritablement *rabique*. Rien dans les premières manifestations de la maladie n'est effrayant, pour le vulgaire, parce que rien n'émeut celui-ci qui ne frappe ses sens ;

et pourtant, c'est à ces premiers signes d'un mal affreux qu'on devrait se mettre sur ses gardes, qu'on devrait s'armer de toute prudence et s'opposer à une explosion qui sera funeste à quelques individus.

L'apparition des accès de rage a lieu quand le chien n'est plus maître de garder le calme en présence de son propriétaire ou que déjà la maladie l'a forcé à s'évader, à quitter la maison où il était nourri. Retenu dans sa niche, il observe d'un œil sombre et terrible tous les objets qui s'agitent autour de lui, et, de temps en temps, se lance contre les barreaux qui l'enferment et les mord à se briser les dents. Attaché à la chaîne, il bondit vers la personne qui passe, vers le chien qui fuit, et se jette sur les pierres, les morceaux de bois, de fer qui se trouvent à sa portée. Et, ce moment de surexcitation passé, il se retire dans l'ombre, insensible à tout ce qu'on peut faire pour l'irriter. Mais une minute est-elle à peine écoulée qu'il revient au moindre bruit, montrer sa face effrayante. En liberté, il marche vite, droit devant lui, le long d'une rivière ou sur la grande voie, la tête haute, la langue pendante, la queue basse; malheur à l'animal qu'il rencontre, à peine l'a-t-il aperçu qu'il court sus, quelle que soit sa taille, lui donne un coup de dent, puis poursuit sa course jusqu'à ce que, fatigué de mordre, de marcher, il ne peut plus s'avancer que péniblement et en vascillant. Alors, il s'arrête, se blottit dans un coin et y reste somnolent pendant de longues heures. Malheur encore à l'imprudent qui va troubler son sommeil ; l'animal réveillé a encore assez de force pour lui faire une morsure.

La mort du chien enragé arrive après quatre, cinq, six ou huit jours de maladie; elle est précédée d'une paralysie qui, fixée d'abord aux membres postérieurs, se développe et finit par devenir générale.

Rage mue. — Cette variété de rage, contrairement à l'idée qu'on s'en fait, est aussi virulente que celle dont nous venons de parler; c'est une de ses formes, une de ses expressions. On lui donne un nom particulier parce qu'elle est caractérisée, dès le début, par une paralysie des muscles de la machoire qui fait que la gueule de l'animal est béante et laisse échapper la langue au dehors. Le chien ne peut ainsi aboyer, il reste muet; il ne peut non plus mordre.

La rage mue ou muette est, par le fait de ses symptômes spéciaux, beaucoup moins dangereuse que la rage *bruyante;* elle est, comme elle, spontanée ou communiquée et peut se transmettre par inoculation, seulement elle a un degré de virulence moindre, et, ce qui prouve que l'une et l'autre sont de même essence, c'est que la rage mue peut engendrer la rage ordinaire.

Autopsie. Nous avons dit en commençant ce travail que la nature, le siége, les causes de la rage sont tout-à-fait ignorées ; ici nous ajouterons que les lésions organiques que cette maladie engendre ne sont pas mieux connues. « Et cependant combien d'efforts n'a-t-on pas tentés pour faire pénétrer la lumière dans les obscurités de cette question de la rage ! Les recherches nécropsiques qui ont été faites par les médecins et les vétérinaires sont innombrables et d'autant plus méritoires que ceux qui les ont entreprises couraient des dangers réels, ou s'exposaient tout au moins à bien des transes et à bien des angoisses en poursuivant leurs investigations. »

De ce qu'on a cru voir une ressemblance entre la rage et une maladie nerveuse, on a été conduit à faire des recherches dans le cerveau et on n'a rien vu. De ce qu'on a remarqué une modification dans le timbre de la voix du chien enragé, on a ouvert le larynx, le pharynx, et on a dit avoir trouvé des rougeurs dans ces organes. De ce que le virus rabique semble être dans la bave, on a pensé que dans la bouche devait se trouver la raison de ce fait, et Marochetti, un médecin russe, a inventé les *lysses sous-linguales,* que beaucoup, après lui, ont rencontrées et décrites avec un sérieux imperturbable. Illusions que tout cela ! Le cadavre du chien enragé est à peu près complètement muet devant l'observateur, il ne lui révèle absolument que la présence de corps étrangers à l'alimentation dans l'estomac. A part cela, on ne voit aucune lésion, où qu'on aille les rechercher.

Traitement de la rage. — A la lecture de ce titre, beaucoup de lecteurs seront surpris, car nous avons dit en débutant que la rage est constamment mortelle. Qu'ils ne croient pas un changement dans les idées que nous avons exprimées à l'égard de cette affection ; qu'ils ne s'attendent donc pas à recueillir des moyens propres à la guérir : nous ne sachions pas qu'il en existe. Aussi ne sera-ce pas du traitement curatif que nous parlerons, nous laisserons aux inventeurs de recettes infaillibles le soin de les faire connaître ; nous ne nous occuperons que du traitement préventif.

Disons cependant, avant d'en venir là, que la science possède plusieurs faits qui sembleraient démontrer que la rage peut se guérir spontanément, c'est à dire par les seuls efforts de la nature. Pour notre part, nous croyons à ces faits consolants jusqu'à ce qu'on ait démontré qu'ils n'ont aucune valeur, mais tout en y croyant, nous conseillerons néanmoins, dans un cas de morsure faite par un chien suspect, les moyens proposés par un médecin de Paris, M. Vernois : Examiner avec le plus grand soin l'état de la blessure, et s'il y a certitude ou *probabilité* d'inoculation, laver la plaie à l'eau tiède préférablement à l'eau froide, mais surtout la cautériser profondément au fer rouge ; rappeler que la cautérisation peut être encore utile, même le lendemain de la blessure ; que le malade ne doit jamais se livrer au sommeil avant d'avoir été cautérisé ; qu'il doit manger s'il est à jeun. Enfin qu'il doit faire de suite appeler un médecin, seul capable d'instituer le traitement intérieur à suivre.

Si nous étions plus ami de la routine, nous conseillerons de plus que M. Vernois les pratiques empiriques, les recettes impossibles, qu'on trouve dans les vieux bouquins ou le cerveau fêlé de quelques vieilles sorcières. A nos yeux, ces moyens qui, certainement, n'empêchent pas le développement de la rage s'il doit avoir lieu, peuvent prévenir ces maladies imaginaires et presque toujours mortelles qui surviennent assez fréquemment à la suite d'une morsure. Mais nous ne recommandons cette médication surannée qu'autant qu'elle ne portera pas atteinte à la santé de celui qui l'administrera.

Mesures de police sanitaire employées pour arrêter les progrès de la rage. On n'est pas encore parfaitement fixé, à l'heure qu'il est, sur les meilleures mesures administratives qu'il convient de prendre à l'égard de l'affection rabique, ou du moins, à ce propos, les avis sont partagés. Les autorités ordonnent bien certaines prescriptions plus ou moins sévères quand la rage vient à se déclarer sur un chien, mais les propriétaires d'animaux trouvent toujours le moyen d'éluder la loi; de sorte qu'on peut dire que toutes les mesures sanitaires employées généralement ne signifient rien.

A notre avis, quand sans motif, un chien se jette sur l'homme ou sur des individus de son espèce et les mord, la première chose à faire c'est de s'assurer s'il est ou non enragé. A cet effet, on doit ou le séquestrer ou le tuer et le faire visiter, lui ou son cadavre, par l'homme de l'art. — Les autorités locales négligent encore trop souvent cette précaution, et de l'oubli qu'on en fait, il résulte que les accidents rabiques se multiplient et que les statistiques qu'on dresse par les soins de l'administration supérieure sont erronées. — Si le chien n'est pas enragé, toute appréhension cesse, toute mesure sanitaire devient inutile, et, au contraire, s'il l'est, l'alarme doit être répandue et tout moyen propre à empêcher la propagation de la maladie énergiquement employé. Nous disons énergiquement, parce que ce n'est qu'en mettant une extrême sévérité à faire exécuter les prescriptions ordonnées qu'on peut en retirer un résultat utile. A quoi bon défendre la sortie libre des chiens, si ceux qu'on voit dans la rue ne sont pas saisis et séquestrés pendant un temps déterminé, puis abattus ensuite? A quoi bon ordonner le musellement si les chiens muselés peuvent mordre! Sans doute, ceux qui ne trouvent rien de bien fait diront : mais la séquestration des chiens est nuisible, elle est même propre à faire développer la rage ; le musellement, comme on l'exige, est un moyen de contrainte tel que le chien est à la torture et peut devenir malade. Sur quoi s'appuient-ils pour formuler leur assertion? nous l'ignorons ; ah nous oubliions ; ils disent : voyez à Constantinople, où la population canine est excessivement nombreuse et libre de tous ses mouvements, la rage est presque inconnue. Qu'est-ce que cela prouve? Rien, absolument.

De deux choses, l'une ; il faut, à l'égard de l'affection qui nous occupe, prendre des mesures de police capables d'arrêter sa propagation, ou n'en pas prendre une seule ; mais dans ce dernier cas, il serait de toute justice de rendre le propriétaire de l'animal enragé responsable du dommage qu'il pourrait causer. Nous pensons que s'il en était ainsi on observerait beaucoup moins d'accidents rabiques qu'on n'en voit aujourd'hui, parce que les chiens seraient l'objet d'une plus grande surveillance.

Notre législation n'a rien qui soit relatif et spécial à la rage ; les mesures administratives prescrites sont du nombre de celles qui sont propres à toutes les maladies contagieuses, et jusqu'à ce qu'une amélioration soit introduite dans notre code, les autorités prendront des arrêtés semblables à ceux d'autrefois, en tenant compte toutefois des progrès de la science. « La rage, il faut qu'on le sache, est un de ces fléaux dont il est permis à la science et à une administration vigilante de poursuivre l'extinction. »

Nous croyons donc de notre devoir de rappeler que quand un chien, reconnu enragé, a *roulé* des animaux de son espèce, tous doivent être abattus impitoyablement ou tenus à l'attache pendant *six mois* et soumis à une surveillance attentive. Et quand le musellement sera ordonné, il ne faudra pas qu'il soit une vaine mesure, comme cela a lieu le plus souvent, mais bien un moyen qui, tout en empêchant le chien de mordre, lui permette cependant de boire et de respirer. Il existe un modèle de muselière qui remplit parfaitement ce but, c'est celle qui a été imaginée par M. Goulbaux, d'Alfort, et qui a reçu encore ces temps derniers d'importantes perfections.

Nous terminerons là notre travail. Encore une fois que le lecteur soit indulgent ; qu'il tienne compte de l'intention qui nous a conduit en lui offrant le résumé, imparfait nous l'avouons, mais vrai, des connaissances que possède la science médicale sur la plus redoutable des maladies dont l'homme puisse être atteint.

Remiremont, imp. Mougin.

www.ingramcontent.com/pod-product-compliance
Ingram Content Group UK Ltd.
Pitfield, Milton Keynes, MK11 3LW, UK
UKHW021035260726
13994UKWH00005B/2164